AF456859

RÉFLEXIONS

SUR LE DISCOURS

Prononcé par M. CLAUSEL DE COUSSERGUES, *à la Chambre des Députés de France, le 28 Février, contre les réfugiés Espagnols.*

> Quanquam inter adversa, salva virtutis fama. (TACIT. L. 4, p. 2.)

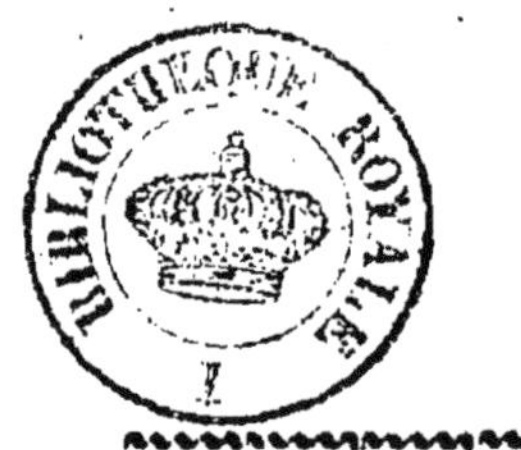

A PARIS,

P. N. ROUGERON, Imprimeur de S. A. S. Mad. la Duchesse Douairière d'Orléans, rue de l'Hirondelle, N.° 22.

MARS 1817.

RÉFLEXIONS

SUR LE DISCOURS

Prononcé par M. Clausel de Coussergues, à la Chambre des Députes de France, le 28 Février, contre les réfugiés Espagnols.

> Quanquam inter adversa, salva virtutis fama. (Tacit. L. 4, p. 2.)

Les Espagnols réfugiés en France, sous la double protection du gouvernement et de la générosité nationale, sont poursuivis par un dénonciateur qui n'a respecté, ni les droits du malheur, ni ceux de l'hospitalité. La tribune de la Chambre des Députés a retenti d'une accusation qui seroit atroce, si elle n'étoit complétement absurde. Et c'est quand les tempêtes publiques sembloient appaisées, quand l'Europe commence à jouir des douceurs de la paix, que M. le Chevalier Clausel de Coussergues fait entendre une voix acusatrice, et provoque des justifications qui jusqu'à ce moment n'avoient point été demandées !

Sous le règne paternel de Louis XVIII, l'oubli des dissensions passées est un devoir pour tous les bons citoyens; quel esprit d'égarement a donc conseillé des récriminations inattendues contre cette multitude de familles étrangères dont l'infortune avoit été si noblement accueillie ? Si les Espagnols réfugiés pouvoient mériter un reproche, la censure la plus rigoureuse n'auroit à blâmer en eux qu'une prédilection involontaire en faveur de la France, fondée sur les lumières, le caractère, la force de cette nation ; mais la haine est aveugle. La proposition effrayante de retirer la faveur d'un asile à des milliers d'Espagnols, qui se jettèrent dans les bras de leurs voisins pour se soustraire aux fureurs de l'anarchie et des partis dont la péninsule étoit déchirée, cette proposition anti-sociale a été rejettée par la loyauté française. Eh ! comment ne l'eût-elle pas été ? Si désormais la compassion généreuse, l'humanité sainte devoient être bannies de l'univers, la France plus éclairée, et plus généreuse, s'efforceroit encore de les y retenir. La séance du 28 février en offre la preuve touchante.

Le Ministre de l'intérieur a combattu la proposition de M. le Chevalier Clausel de Coussergues. Tous les Députés ont répondu à l'appel de cette voix éloquente, qui plaidoit la cause de l'infortune : les réfugiés Espagnols conserveront à jamais le souvenir de cette mémorable discussion.

Toutefois, en adressant ici l'hommage d'une profonde reconnoissance à MM. les Députés et à Son Exc. le Ministre de l'intérieur, il reste encore un autre devoir à remplir. Les titres du malheur ont été respectés ; mais les droits de l'innocence ne doivent pas être méconnus ; la faveur qui nous est accordée n'est qu'un acte de justice, et les imputations calomnieuses de M. le Chevalier de Coussergues peseroient sur nous si elles n'étoient pas victorieusement réfutées. Déjà beaucoup de témoignages irrécusables ont éclairé l'opinion publique sur la plupart de ces imputations ; cette déplorable occasion fera naître de nouvelles défenses. Bientôt le triomphe de la vérité ne sera plus douteux.

Nous voulons nous borner à publier à la hâte les premières réflexions, que le discours de M. Clausel a dû nous inspirer ; nous avons méprisé les attaques de la calomnie, souffert sans nous plaindre les rigueurs d'une persécution injuste. Une dénonciation plus grave par le caractère de celui qui s'en est rendu l'organe, nous force à expliquer les motifs d'une conduite politique que nous persistons à croire exempte de toute espèce de reproches.

Le discours que M. de Barente a prononcé à l'appui de l'article du budjet, qui accorde la somme de 1,900,000 fr. aux réfugiés Egyptiens, Portugais et Espagnols, a excité l'aigreur de M. le Chevalier Clausel de Coussergues. M. le Commissaire du Roi avoit dit ces propres paroles : « L'univers a été successivement rempli de Français de toute opinion, » qui, malheureux et fugitifs, étoient par-tout secourus, par-tout consolés, par-tout honorés ; à qui » l'on ne demandoit pas quels motifs, quelles chances, » les avoient tristement poussés hors de leur patrie ; » on leur trouvoit le droit le plus sacré, le droit du

» malheur, le droit de vivre. Eh! Messieurs, ne faites » point dire au Monde, que la France ne sait point » rendre ce qu'elle a reçu ».

Ces réflexions laissent aux émigrés Français toute la plénitude du mérite qu'ils ont contracté. Cependant M. Clausel de Coussergues n'en est pas satisfait : il prétend que les secours dont ceux-ci jouirent, surtout en Angleterre, furent accordés exclusivement *aux défenseurs de l'ordre public de toutes les nations*. Il ajoute : « M. de Barente a-t-il bien pu comparer de » tels émigrés avec des Espagnols rebelles à leur Roi ? » Et plus bas, il dit encore : « loin donc toute compa- » raison entre les émigrés Espagnols et les réfugiés » Français »...

Nous commencerons par faire observer à nos lecteurs que les invectives, et les accusations que M. Clausel entasse contre nous, n'ont pas même l'excuse d'être nécessaires à l'appui de sa proposition. Pour dire à la Chambre des Députés de nous refuser les secours qui soutiennent notre existence, falloit-il nous accabler d'injures ? Il y avoit un motif puissant, étranger à toute espèce de personnalités, c'étoit la situation de la France. Notre propre malheur a dû nous apprendre à compatir à celui des autres : oui, nous partageons les souffrances de cette noble nation qui, dans son infortune même, n'a cessé de nous prodiguer l'hospitalité la plus généreuse : au milieu des privations auxquelles nous sommes condamnés, nous savons encore apprécier les immenses sacrifices que la France est obligée de faire : nous renoncerions à ses bienfaits, si cette foible économie pouvoit adoucir la situation de la France. Nous irions mendier notre pain dans une partie du globe, plus heureuse peut-être, mais non plus hospitalière, si notre existence déplorable étoit absolument à charge aux habitans de ce royaume. D'après cet aveu, qui est l'expression fidèle de notre pensée, qu'on juge de notre reconnoissance envers le peuple Français, qui, victime lui-même de toutes les calamités réunies, et malgré les continuelles suggestions de ceux qui nous accusent, s'impose des sacrifices onéreux pour venir à notre secours; nous disons : le peuple Français, car ses dignes Députés sont ici les organes de la volonté générale.

Quant aux émigrés Français, leur cause sera-t-elle plus honorée par des déclamations dirigées contre des malheureux qui se trouvent dans des circonstances à-peu-près semblables? Entre eux, et nous, il y aura toujours des rapprochemens tirés de la position commune où nous avons été les uns comme les autres, ne fut-ce que celui d'avoir eu à se défendre des outrages et des persécutions d'un parti contraire. Les républicains Français, et leurs prosélytes, que des victoires multipliées, ou la séduction des plus funestes théories, avoient répandus dans tous les pays, calomnioient aussi les émigrés Royalistes, ils les accusoient « d'être » les aveugles partisans du pouvoir absolu, les cham- » pions de la féodalité, de conspirer contre les droits

» sacrés du peuple ». Injustes et calomnieuses diatribes, aujourd'hui, plus que jamais, démenties par la solemnelle adhésion de la noblesse Française à la Charte Constitutionnelle qui garantit tous les véritables principes de l'ordre social.

C'est ainsi que les réfugiés Espagnols sont aussi accusés à leur tour d'avoir été *rebelles envers leur Roi*, ces réfugiés, parmi lesquels on n'en citeroit pas un seul qui n'ait été prêt à mourir au pied du trône pour le défendre, jusqu'au jour où les événemens de Bayonne privèrent l'Espagne de la présence de son Souverain ! pas un seul qui se soit rapproché du gouvernement établi par une force irrésistible, si ce n'est afin de conserver du moins les formes de la monarchie, et de résister au torrent des idées nouvelles dont l'expérience a fait voir le dangers pour les peuples qui les adoptent; pas un seul qui, sans cesser d'abhorrer le despotisme militaire, n'ait encore plus redouté les excès d'une épouvantable anarchie ! pas un seul enfin, qui en déplorant le sort de sa patrie, et les funestes causes de l'invasion étrangère, ne puisse en même-temps défier à tous égards l'audace même de la calomnie. Nul d'entre nous n'a concouru directement, ni indirectement à cette invasion ; et si, enfin, pour éviter le déchirement de notre malheureuse patrie, le parti de la soumission nous a paru convenable, ce parti ne nous étoit-il pas conseillé par la soumission universelle de tous les peuples de l'Europe continentale ? Au reste, sur ce point, il existe entre nous et d'autres émigrés une différence bien remarquable. Les royalistes Français furent attaqués par leurs ennemis, dans ces momens désastreux où le *jacobinisme* déployoit toutes ses fureurs : les persécutions durèrent tant que la lutte fut engagée entre les partis ; enfin cette tempête se calma. Les émigrés jouirent en paix de l'asile que les nations voisines leur avoient généralement accordé : le morceau de pain qu'ils trouvoient encore ne fut plus arrosé des larmes de douleur que leur faisoient verser, dans un autre moment, les injustes tribulations dont ils étoient accablés. Sous ce rapport, les refugiés Espagnols n'obtiennent pas encore cette foible consolation. Ils n'en sont que plus malheureux, sans être moins à plaindre. Depuis trois ans, le Monde entier se félicite d'avoir vu proclamer dans Paris l'acte solemnel de la pacification générale. La magnanimité des Rois a voulu qu'un éternel silence fût imposé à toutes les récriminations relatives à la conduite politique des individus pendant vingt années d'orages et de calamités.

Et l'on vient aujourd'hui, dans la Chambre des Députés de la Nation française, c'est-à-dire à la face de l'Europe entière, dénoncer la conduite que nous avons suivie dans les circonstances les plus difficiles qu'on puisse trouver dans l'histoire! M. le Chevalier Clausel de Coussergues, Membre du Corps Législatif de la France à l'époque même de l'invasion de l'Espagne, dont tous les corps de l'Etat complimentèrent tant de fois l'auteur, ne voudra-t-il pas adopter, même à l'égard des victimes de cette invasion, le système de paix et de modération qui fait bénir le gouvernement de son auguste Souverain *?

Il assure que « la vieille France a payé sa dette de reconnoissance envers la vieille Espagne; qu'elle a vêtu et nourri les prisonniers que le sort de la guerre a conduits sur ce territoire.» Oui sans doute : et nous aussi nous aimons à le reconnoître, et nous remercions la France d'avoir accueilli d'une manière si touchante nos malheureux concitoyens : de pareils bienfaits sont appréciés par tous les Espagnols. Et nous aussi, nous pouvons dire, que, soit par des motifs communs à tous les peuples civilisés, soit par intérêt pour la France dans la personne de chaque individu de cette illustre nation, plusieurs d'entre nous, durant l'époque de la révolution, tendirent une main secourable à ces émi-

* Il dénonce les Espagnols réfugiés, comme *ayant commis des désordres dans les départemens méridionaux pendant les cent jours*. Nous étions à Paris en ce moment-là. Il nous est impossible de savoir jusqu'à quel point cette accusation est fondée. Nous ne pouvons y ajouter foi, jusqu'à ce que des informations rigoureuses aient éclairci les faits. En attendant nous pouvons assurer qu'avant le débarquement de Cannes, ou à peu près vers cette époque, il avoit été formé des compagnies de réfugiés par les autorités qui gouvernoient au nom du Roi de France. Ces compagnies n'avoient d'autre destination que celle de veiller au service intérieur, et au maintien de l'ordre public. Il est vraisemblable qu'elles cédèrent comme tant d'autres au torrent qui entraîna tout, et qu'elles obéirent aux nouvelles autorités; mais il est absurde de dire qu'elles les *rétablirent*. Le Ministre de la guerre rend justice au zèle de beaucoup d'Espagnols qui demandèrent à servir le Roi dans les instans les plus critiques : et deux ou trois exceptions défavorables donneroient-elles le droit de former des accusations générales?

grés que les horreurs de l'anarchie forcèrent à se réfugier parmi nous. S'il est vrai que le Gouvernement espagnol n'accorda des traitemens qu'à ceux qu'il prit à son service, ou à un petit nombre de familles qui reçurent des pensions de l'Etat, il n'en vit pas moins avec joie les efforts des particuliers qui s'empressèrent de suppléer à l'impuissance du trésor public. Oui, plusieurs d'entre nous eurent le bonheur d'essuyer quelques larmes; notre recompense est au fond de notre cœur : qu'on nous pardonne aujourd'hui cette révélation. M. Clausel de Coussergues nous a peints comme des criminels chargés d'opprobre : il nous a mis dans la nécessité de lui dire que du moins nous ne fûmes pas insensibles à la voix de l'humanité.

Est-il enfin permis de généraliser les idées, quand il s'agit des plus graves accusations? Il est injuste à la fois et impolitique d'attribuer à une grande masse d'individus, des délits qui par leur nature ne peuvent être commis que par un très-petit nombre. Comment supposer que dix ou douze mille Espagnols ont été *rebelles envers leur* Roi, *traîtres à leur patrie, ennemis de la Maison de Bourbon, conspirateurs, etc.* *

* Les epithètes injurieuses que nous prodigue M. Clausel de Coussergues ne se trouvent ni dans le décret du 30 mai, par lequel notre Souverain, cédant à des circonstances impérieuses, sans doute, s'est vu obligé à nous traiter avec le plus de rigueur, ni dans les ordonnances postérieures; et à mesure que les circonstances changent de nature, le langage de S. M. devient plus conforme aux dispositions naturelles de son cœur. La cédule royale du mois de juin 1816 renferme ces paroles : « Parmi ces » réfugiés, il s'en trouve beaucoup qui à peine méritent

Telle est donc la dépravation de l'espèce humaine, que les grands crimes puissent être si communs! Ah! qui ne voit au contraire, dans cette diversité même d'âges, de professions, d'intérêts particuliers, que cette multitude de réfugiés Espagnols n'a pu être rassemblée que par une cause générale et puissante qui les poussoit tous en-deçà des Pyrénées? Six années entières, pendant lesquelles les Français ont dominé l'Espagne, n'ont-elles pas dû produire une infinité de rapports entre les étrangers et les naturels du pays? et les meilleurs citoyens, voyant les maux de la patrie, n'ont-ils pu souscrire au parti de la soumission, quand toute l'Europe trembloit devant le chef de l'empire français, et sembloit condamnée à gémir elle-même dans l'esclavage, au lieu d'avoir aucun moyen d'intervenir dans les affaires de l'Espagne?

Ah! que M. le Chevalier Clausel de Coussergues connoît peu l'affreuse situation dans laquelle nous avons

» une légère correction. » Celle du mois d'octobre suivant présente cette promesse consolante. « S. M. se » réserve de donner incessamment à ses bontés toute » l'étendue qu'exige son amour pour ses sujets, en les » réunissant tous autour de son trône. »

S. Exc. le Ministre de l'intérieur a comparé les rois aux pères de famille. Il a eu raison de dire que, les uns et les autres ne peuvent cesser d'aimer leurs enfans, même quand ils sont irrités contre eux; mais le temps calme bientôt la colère paternelle. Les grandes et les petites familles finissent par se réunir, il n'y a que les ennemis de toute réconciliation, que les implacables dénonciateurs, qui soient insensibles à la voix de l'humanité et de la justice.

été placés pendant les horreurs de la guerre dont notre pays étoit le théâtre! Que de témoignages honorables et décisifs ne pourrions-nous pas demander à des personnages distingués de la cour de S. M. T. C., à tous les Français qui se trouvoient en Espagne? Ils diroient ce que nous avons fait pour adoucir les fléaux de la guerre, avec quelle résignation nous les avons supportés; combien de fois nous nous sommes précipités entre l'oppresseur et l'opprimé; avec quelle inaltérable constance nous avons prêché la paix, qui étoit le seul objet de nos vœux et de nos sacrifices, qui seule pouvoit sauver nos concitoyens des désastres dont ils étoient menacés.......

Les Espagnols qui peuvent sans crainte invoquer de pareils témoignages, ne doivent point être assimilés aux *soldats de Catilina*, ni aux esclaves qui se rallièrent à Spartacus; mais ils ne redoutent aucune comparaison avec les *Romains vertueux* dont parle notre accusateur. Nous avons traversé les Pyrénées comme ils traversèrent les mers, emportant dans nos cœurs le feu sacré de l'amour de la patrie qui ne cessera d'y brûler, quel que soit l'exil qui soit réservé à notre misère.

Notre infatigable dénonciateur veut encore que tous les intérêts réunis fassent de chacun de nous l'agent le plus actif des ennemis intérieurs de la monarchie française: si cela étoit vrai, possible même, au lieu de nous accorder le moindre secours, la France devroit nous repousser de son sein, et faire taire à notre égard tous les sentimens de la pitié: mais il est facile de répondre aux soupçons injurieux de M. Clausel de Coussergues. Nous n'avons plus d'autre intérêt que celui de la paix, d'autre devoir que celui d'être soumis aux lois, d'autre voeu à former que celui du bonheur de la France, d'autre sentiment que l'amour de notre patrie et de notre Souverain. Ces *grandes dignités dont la privation nous irrite* au point de nous faire *conspirer* pour les obtenir de nouveau; il y en a fort peu d'entre nous qui les aient possédées; les uns s'en étoient rendus dignes par d'éminens services antérieurs à l'arrivée de Joseph Buonaparte; d'autres les avoient déjà exercées d'une manière qui leur avoit acquis l'estime générale, et la confiance de nos Rois légitimes.

Que M. Clausel de Coussergues, et ceux qui auroient eu la tentation de l'en croire sur sa parole, reviennent à des opinions plus équitables. Les Espagnols réfugiés en France sont en général des hommes connus par leurs talens, par leurs vertus, par une longue probité; beaucoup le sont aussi par l'éclat de leur naissance: ils ont émigré de leur pays par les mêmes raisons qui ont fait *émigrer* dans tous les temps et chez tous les peuples; parce que leur patrie étoit déchirée par des partis qui sont toujours injustes, et que la prudence ordonne de laisser au temps le soin de calmer les discordes civiles, et d'arrêter l'incendie qu'elles allument. Dans le camp de Pompée, il y avoit sans doute un grand nombre de sénateurs; mais il y en avoit aussi dans celui de César. La victoire de Pharsale, et sur-tout la générosité du vainqueur, donna des garanties à tous les partis ; et sans aller si loin chercher des exemples dans l'histoire des peuples qui nous précédèrent dans la carrière des révolutions, nos pères ont vu la noblesse espagnole divisée accourir à la fois sous les drapeaux de Philippe V et de Charles d'Autriche. Cette guerre funeste dura plusieurs années : la générosité des petits-fils de Louis XIV fut sa plus belle victoire, et le trône fut assuré à son auguste famille, parce que sa clémence royale avoit gagné tous les cœurs.

Supposons un seul instant que le malheur de notre position fût tel, qu'il ne nous restât plus qu'à désirer le retour d'un ordre de choses, qui, loin d'avoir été provoqué par nous, n'a fait que nous plonger dans un abîme creusé par des mains étrangères. Si l'on ne veut pas nous forcer à nous livrer de nous-mêmes à cette horrible destinée, plus affreuse que celle des parricides, la prudence, la justice, l'humanité n'ordonnent-elle pas d'adoucir le sort de tant de malheureux, pour les empêcher de succomber aux coupables pensées qu'on leur suppose ? Est-il permis d'envenimer leurs blessures, d'exciter leur ressentiment par d'injustes accusations ? Est-il généreux de les outrager, lorsque, privés de tout appui, ils ont à lutter contre une adversité qu'ils ne croient pas avoir méritée ?

Il n'y a plus qu'une observation à faire à M. Clausel de Coussergues : elle nous paroît sans réplique.

Fouillez dans les cartons de tous les Ministères, produisez des pièces justificatives, des procédures légales qui attestent les crimes des réfugiés Espagnols, à peine sur plusieurs milliers d'individus, trouvera-t-on quelques plaintes isolées : il y aura des dénonciations peut-être ; mais c'est la faute du temps où nous vivons, elle ne sauroit nous être imputée. Nous invitons M. Clausel de Coussergues à parler avec moins de légèreté des derniers troubles de l'Espagne, sur la nature desquels il a négligé de prendre les renseignemens nécessaires. Avant de monter à la tribune, il lui sera facile de se convaincre, s'il est de bonne foi, comme nous aimons à le croire, qu'il est impossible de désigner un seul d'entre nous qui ait coopéré à l'invasion de notre patrie ; que si notre Souverain ne nous eût pas été enlevé, nous eussions toujours brigué l'honneur de mourir pour le défendre ; qu'il y a parmi nous plusieurs officiers qui suivirent long-temps les armées de l'indépendance, et dont les glorieuses cicatrices attestent le dévouement patriotique ; qu'une foule d'autres réfugiés servirent cette cause avec le même zèle, jusqu'à ce qu'enfin découragés par l'inutilité de leurs efforts, et par la vue des maux qu'entraîneroit une plus longue résistance, ils crurent devoir acheter la conservation de l'Etat par une soumission qui n'étoit qu'un sacrifice de plus en faveur de la patrie.

La génération présente ne dira point que cette conduite ait pu être criminelle : la postérité, plus impartiale, la qualifiera peut-être d'une manière plus positive, et notre conscience nous garantit le jugement qu'elle doit en porter.

FIN.

www.ingramcontent.com/pod-product-compliance
Ingram Content Group UK Ltd.
Pitfield, Milton Keynes, MK11 3LW, UK
UKHW022211190726